DOCTEUR Ch.-M. FAVALELLI

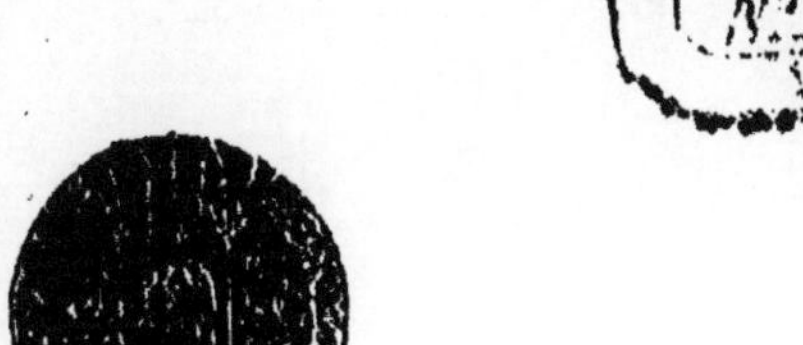

Valeur Sémiologique

du

Bleu de Méthylène

dans

l'Insuffisance Hépatique

MONTPELLIER

GUSTAVE FIRMIN ET MONTANE

VALEUR SÉMIOLOGIQUE

DU

BLEU DE MÉTHYLÈNE

DANS

L'INSUFFISANCE HÉPATIQUE

PAR

Charles-Marie FAVALELLI

DOCTEUR EN MÉDECINE

ANCIEN EXTERNE DES HÔPITAUX DE TOULOUSE
EX-INTERNE DES HÔPITAUX D'ORAN

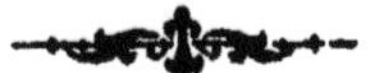

MONTPELLIER

G. FIRMIN ET MONTANE, IMPRIMEURS DE L'UNIVERSITÉ
Rue Ferdinand-Fabre et Quai du Verdanson

1901

A MON FRÈRE

A MES SŒURS

A MA TANTE BLASINI

ET

A MON ONCLE, LE CAPITAINE BLASINI

CHEVALIER DE LA LÉGION D'HONNEUR

Hommage de mon affectueuse reconnaissance.

A TOUS MES PARENTS

CH. FAVALELLI.

AVANT-PROPOS

Sur le point de terminer nos études, nous sommes heureux de pouvoir adresser l'expression de notre gratitude à tous ceux de nos Maîtres qui, pendant notre séjour à la Faculté de Montpellier, ont bien voulu nous prodiguer leur science et leur dévouement.

M. le professeur Ducamp a accepté la présidence de notre thèse : nous le remercions profondément de l'honneur qu'il nous fait. Nous lui devons toute notre reconnaissance pour l'intérêt et la bienveillance qu'il n'a cessé de nous témoigner.

Son enseignement si simple et si instructif, ses précieux conseils, ne nous ont jamais fait défaut, et sa bonté a été jusqu'à nous guider dans l'exécution de ce travail, entrepris du reste sur ses conseils.

INTRODUCTION

Notre attention a été attirée sur le mode d'élimination du bleu de méthylène chez les hépatiques, par M. le professeur Ducamp au cours de ses remarquables leçons pendant le semestre d'hiver.

C'est à M. Chauffard et à ses élèves que revient le mérite de cette étude.

Nous n'avons nullement la prétention d'apporter ici des données nouvelles à la question ; les quelques observations personnelles que nous publions dans notre travail ne font que confirmer les conclusions de ces auteurs. C'est plutôt un essai de condensation, de mise au point, que nous avons entrepris.

Il nous a paru intéressant de grouper toutes les communications parues jusqu'ici, d'en étudier les caractères communs et les conclusions générales qui s'en dégagent.

L'étude du bleu ne pouvant pas être faite isolément, nous consacrons un chapitre préliminaire à l'étude de l'insuffisance hépatique dans ses grandes lignes et ses principales divisions symptomatologiques.

Dans le second chapitre de notre travail, nous abordons l'étude du bleu de méthylène, de son mode d'élimination chez les hépatiques et du mécanisme de physiologie pathologique qui commande à ce rythme spécial.

Nous complétons ces données par un rapide exposé de la technique de la méthode expérimentale.

La troisième partie a été réservée à une revue d'ensemble des divers résultats obtenus jusqu'ici par l'application du bleu de méthylène à la recherche de l'insuffisance hépatique. Nous avons successivement analysé les observations publiées depuis 1898 par MM. Chauffard, Castaigne, Reynaud et Olmer. Nous avons cru devoir insister quelque peu sur les travaux récents de Lesné et Merklen au sujet de l'insuffisance hépatique au cours des gastro-entérites chez le nourrisson.

Nous terminons ce chapitre par la publication de quelques observations inédites.

A ce chapitre devait logiquement faire suite une étude critique des principales méthodes appliquées au diagnostic de l'insuffisance hépatique. C'est ce que nous avons fait dans la 4ᵐᵉ partie de notre travail. Nous y avons discuté tour à tour la valeur sémiologique de l'épreuve de la glycosurie alimentaire, du bleu de méthylène, de l'hypoazoturie et de l'urobilinurie.

Cette revue nous conduisait ainsi naturellement à la discussion générale et à l'énoncé de nos conclusions ; c'est ce qui a fait le sujet de notre chapitre final.

VALEUR SÉMIOLOGIQUE

DU

BLEU DE MÉTHYLÈNE

DANS

L'INSUFFISANCE HÉPATIQUE

CHAPITRE PREMIER

INSUFFISANCE HÉPATIQUE

La cellule hépatique est douée de fonctions multiples et importantes : sécrétion biliaire, élaboration de l'urée et du glycogène, destruction des poisons et des déchets venant de l'intestin par la veine porte, rénovation du sang.

La perturbation ou l'abolition de ces diverses fonctions constitue ce que l'on nomme l'*insuffisance hépatique*.

L'expression d'insuffisance ne s'applique pas à une entité morbide, à un état pathologique déterminé, mais elle comprend toute la série des états dont l'importance s'échelonne du trouble fonctionnel le plus léger et le plus éphémère à la destruction histologique la plus complète.

On a décrit une insuffisance latente à côté d'une petite et d'une grande insuffisance hépatique. Chacune de ces deux dernières catégories comporte elle-même un certain nombre de degrés, de sorte qu'étudier l'insuffisance hépatique, c'est, en somme, condenser dans ses éléments essentiels toute l'histoire morbide du foie ; — c'est faire la pathologie générale de ce viscère.

De plus, cette insuffisance, à un certain moment de son évolution, retentira forcément sur d'autres organes de l'économie et sur le rein plus particulièrement.

Murchison a dit : « Le foie et le rein sont intimement » liés par leurs fonctions, et le trouble d'un de ces orga- » nes peut amener le dérangement de l'autre ». L'insuf- fisance hépatique exercera son action sur le rein en entraî- nant au début de simples troubles fonctionnels de l'organe, suivis, à la longue, de véritables altérations histolo- giques.

Ces dernières ont été savamment mises en relief par M. Gouget, dans sa thèse remarquable : « *De l'influence des maladies du foie sur l'état des reins* ».

Le cadre restreint de ce modeste travail ne nous permet pas d'entreprendre ici une étude complète des multiples manifestations fonctionnelles et des lésions histologiques liées à l'insuffisance hépatique.

Pratiquement, ce qu'il importe au clinicien de savoir, c'est que l'altération de la cellule hépatique existe avant toute représentation nosographique et peut ne s'extério- riser que par les défaillances initiales de son travail biotique.

Symptomatologie de l'insuffisance hépatique. — C'est l'examen des urines qui nous renseigne le mieux sur les fonctions de cette cellule. L'abaissement du taux de l'urée ou hypoazoturie, l'urobilinurie, l'hypertoxicité urinaire, la glycosurie alimentaire et le rythme spécial d'élimination du bleu de méthylène, constituent ce qu'on a appelé fort justement « le syndrome urinaire révélateur de l'insuffisance hépatique. »

Nous dirons quelques mots des caractères de chacun de ces faits en réservant un chapitre spécial à l'étude du bleu de méthylène, étude qui constitue le fond de notre travail.

a) *Glycosurie alimentaire.* — L'idée première de la glycosurie alimentaire se trouve dans les œuvres de Claude Bernard. Ce grand physiologiste montra qu'une quantité donnée de sucre introduite dans l'intestin et incapable de donner lieu à de la glycosurie dans les conditions normales, la provoque si on a lié préalablement la veine-porte.

C'est Colrat qui, le premier, appliqua ce mode d'examen à la clinique humaine, en partant de ce principe que les cirrhoses étaient équivalentes à des ligatures de la veine-porte.

Couturier en 1875, puis Lépine en 1876, publièrent de nouveaux faits confirmatifs, et à partir de cette époque il semble admis que la glycosurie alimentaire témoigne d'une oblitération partielle ou totale de la veine-porte. Enfin, les travaux ultérieurs de Robineau, Bouchard, Roger, Hanot, Chauffard, Schapiro, Reynaud et Olmer, Baylac, Maury, etc., etc., démontrèrent que la glycosurie alimentaire dépend uniquement de l'insuffisance hépatique.

Technique. — On fait ingérer en une seule fois au

malade à jeun, après s'être préalablement assuré qu'il n'est pas déjà glycosurique, 150 grammes de sirop de sucre et l'on examine l'urine émise d'heure en heure.

Chez un sujet dont le foie est malade, le sucre passe dans l'urine d'autant plus vite et en quantité d'autant plus grande que le rôle d'arrêt du foie est plus diminué, c'est-à-dire, en général, que la cellule hépatique fonctionne moins bien.

Dans un chapitre spécial que nous réservons à l'étude comparative des principaux éléments qui constituent le syndrome urinaire de cette insuffisance, nous en discuterons la valeur sémiologique.

b) *Urobilinurie*. — L'urobiline est un pigment, doué d'ailleurs d'un très faible pouvoir tinctorial, sécrété par la cellule hépatique malade, faisant défaut dans l'urine normale, mais se montrant souvent en compagnie de son chromogène dans l'urine des hépatiques.

De nombreuses théories ont essayé d'expliquer sa pathogénie : théorie hématique, théorie de la réduction des pigments biliaires dans les tissus, théorie intestinale, théorie hépatique, théorie entéro-hépatique, etc., etc.

Technique. — Lorsqu'on veut déceler la présence de l'urobiline dans une urine, on a recours à deux réactions principales :

1° En ajoutant à une petite quantité d'urine, quelques gouttes d'une solution de chlorure de zinc ammoniacal, il se produit une belle fluorescence rose vert caractéristique.

2° L'urine fraîche, acide, pure ou mieux étendue d'eau, examinée au spectroscope, montre une bande d'absorption spéciale, entre le vert et le bleu, plus exactement entre les raies b et F de Frauenhofer. Cette réaction, plus sensible que la précédente, permet de reconnaître la présence de l'urobiline, même dans les urines où elle se trouve en très faible quantité.

c) *Hypoazoturie*. — La notion de l'hypoazoturie, au cours des affections du foie, remonte au début de ce siècle. C'est surtout à M. Brouardel que revient le mérite d'avoir fixé définitivement l'attention sur la valeur de la diminution de l'urée comme signe d'insuffisance hépatique.

Le taux de l'urée émise dans les 24 heures est, en effet, fréquemment abaissé ; le chiffre normal de 20, 23 grammes et quelquefois davantage tombe à 10 grammes, 8 grammes et bien au-dessous.

d) *Hypertoxicité urinaire*. — Il est admis que l'une des fonctions les plus importantes dévolues à la glande hépatique, consiste dans la neutralisation des poisons fabriqués par l'organisme ou apportés même de l'extérieur.

Les travaux d'Orfila, de Heger, de Bruxelles, de Schiff et Lautenbach et plus récemment de Roger ont bien mis en lumière le rôle antitoxique du foie. Ce dernier étant insuffisant et par conséquent les poisons de l'organisme incomplètement détruits, la toxicité urinaire sera forcément accrue.

Nous concevons alors qu'à la longue, le filtre rénal fatigué, altéré par le passage de nombreux poisons, tombera lui-même en déchéance. Aux signes de l'insuffisance hépatique viendront s'ajouter bientôt ceux de l'insuffisance rénale et le tableau de l'*urémie hépatique* sera constitué.

CHAPITRE II

BLEU DE MÉTHYLÈNE

C'est le 30 avril 1897 que MM. Achard et Castaigne publiaient à la Société médicale des hôpitaux leurs premières recherches sur le « diagnostic de la perméabilité rénale par le bleu de méthylène ».

A M. Chauffard et à ses élèves particulièrement, MM. Cavasse et Castaigne, revient le mérite d'avoir appliqué cette nouvelle méthode au diagnostic de l'insuffisance hépatique et d'avoir découvert un mode d'élimination particulier à cette insuffisance.

Chez un sujet sain auquel on injecte 0,05 centigrammes de bleu méthylène, les teintes successives que prennent ses urines recueillies à des intervalles très rapprochés sont d'abord régulièrement croissantes ; puis, après avoir atteint un maximum, décroissent régulièrement. C'est ce que M. Chauffard appelle : *l'élimination continue cyclique.*

Si ces teintes subissent des alternatives de diminution et de renforcement, c'est *l'élimination continue polycyclique.*

Enfin, à un degré de plus, l'élimination s'interrompt complètement pour reprendre ensuite. Ces intermittences répondent à *l'élimination discontinue.*

Pour M. Chauffard, le type de l'élimination continue polycyclique et le type de l'élimination discontinue caractérisent l'insuffisance hépatique.

PATHOGÉNIE

Théorie de l'inhibition. — MM. Linossier et Barjon pensaient que les intermittences du bleu étaient dues à une alcalinité passagère des urines. Il n'en est rien.

Suivant une hypothèse très ingénieuse, le foie livrerait par intermittences à la circulation des principes toxiques qui exerceraient sur les reins une action inhibitrice. Une très récente observation présentée par M. Chauffard lui-même à la Société médicale des Hôpitaux semble confirmer en tout point cette hypothèse.

Il s'agit d'un cas d'ictère chronique dyspeptique. L'examen des fonctions chimiques de la cellule hépatique a donné les résultats suivants :

1° Urobilinurie négative ;

2° Glycosurie alimentaire positive et intermittente ;

3° Cholurie légère et discontinue avec des intermittences totales ;

4° Bleu de méthylène. Elimination intermittente.

En somme, tracé correspondant à une petite insuffisance hépatique.

De plus, M. Chauffard, pendant une période d'intermittence du bleu, fit pratiquer une prise de sang. Or, à ce moment où l'urine ne contenait ni pigment biliaire ni bleu, le sérum était jaune orangé et donnait les réactions biliaires normales aussi nettement qu'à un examen précédent pratiqué en période d'élimination pigmentaire.

2

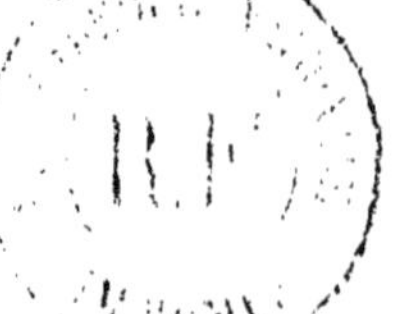

La conclusion qui se dégage manifestement de cette expérience, c'est que pour le pigment biliaire et par analogie probable pour le bleu (les deux éliminations étant parallèles et comme superposables), les arrêts d'élimination ne sont pas dus à des arrêts de passage dans le sang, mais bien à des interruptions de sécrétion rénale. Il s'agit là d'inhibitions sécrétoires temporaires.

Les principes toxiques abandonnés par le foie agiraient directement sur les cellules des tubes contournés dont les fonctions sont momentanément entravées. « Le fait est
» intéressant à rapprocher de cette notion bien connue en
» histoire pathologique : les lésions rénales, secondaires
» aux lésions hépatiques, commencent au niveau des
» épithéliums tubulaires.

» Par le fait de cette inhibition, le rythme des phéno-
» mènes biologiques de la sécrétion rénale est comme
» dissocié ; les glomérules conservent leur activité propre
» et éliminent l'eau urinaire, alors que les épithéliums
» des tubuli entrent en état d'inertie fonctionnelle et ne
» laissent plus passer qu'en proportions minimes leurs
» produits de sécrétion : urée, matières solubles, pigments
» biliaires, bleu de méthylène. »

Malgré cette inhibition sécrétoire, le taux de l'urée se maintiendra toujours au-dessus de zéro ; mais pour une matière étrangère, introduite artificiellement d'un seul bloc dans l'économie, telle que le bleu de méthylène, il est aisé de comprendre que l'inhibition puisse par moments devenir complète.

Technique du procédé

Vérification de la nature du bleu. — On s'assurera tout d'abord que le bleu est bien du bleu de méthylène et non l'un des nombreux autres bleus, dérivés également du goudron de houille. Pour cela, on aura recours à l'examen spectroscopique, comme l'ont conseillé MM. Achard et Castaigne. Le spectre fourni par les solutions de bleu de méthylène diffère notablement des spectres de plusieurs autres bleus d'aniline. En solution très diluée, il donne une bande d'absorption très noire dans le rouge, entre les raies B et C ; en outre, en solution un peu plus concentrée, il donne une autre bande bien moins foncée dans l'orangé, entre C et D.

Mode d'introduction du bleu dans l'organisme. - Pour introduire le bleu de méthylène dans l'organisme, la voie sous-cutanée doit être préférée à la voie stomacale.

En effet, lorsque cette substance est ingérée par la bouche, son apparition dans l'urine dépend des conditions très variables dans lesquelles se fait l'absorption digestive. La dilution que subit la matière colorante, lorsque l'estomac contient une certaine quantité de liquide, l'état languissant du pouvoir absorbant de la muqueuse digestive sont autant de circonstances qui peuvent retarder le passage du bleu dans l'urine.

Siège de l'injection. — L'injection devra être faite à la fesse et profondément, en plein muscle ; on évitera ainsi la formation des petits nodules d'induration qui se produiraient si l'injection était faite dans le tissu cellulaire sous-cutané.

Cette injection, contrairement à celle de l'iodure de potassium, n'est point douloureuse (le bleu a été même préconisé comme analgésique) ; elle ne présente aucune difficulté pratique et ne donne lieu à aucun accident inflammatoire, si l'on a soin d'aseptiser la solution, ce qui est d'autant plus facile que le bleu possède un certain pouvoir antiseptique.

Dose à injecter. — Les doses du bleu qui ont été injectées sont variables. MM. Achard et Castaigne ont essayé des doses successivement croissantes, allant de 0,025 milligrammes à 0,10 centigrammes ; ils donnent la préférence à la dose de 0 gr. 05 centigrammes.

On se sert généralement d'une solution de bleu de méthylène à 1/20 dont on injecte 1 centimètre cube.

Précautions à prendre pour recueillir les urines. – Les urines sont recueillies de demi-heure en demi-heure jusqu'à l'apparition du bleu et on note ensuite exactement d'heure en heure la durée totale et le type d'élimination.

L'examen successif des verres contenant les urines émises aux différentes heures permettra d'établir le rythme de l'élimination et l'on notera si cette dernière est continue, cyclique, polycyclique ou bien si elle est intermittente.

Recherche du chromogène. — Lorsque le bleu n'est pas décelable en nature dans l'urine émise pendant les premières heures, il est absolument nécessaire de savoir s'il n'a pas été éliminé sous forme de chromogène. Pour faire cette recherche, le moyen le plus simple consiste à chauffer, dans un tube à essai, un peu de l'urine à examiner, additionnée de quelques gouttes d'acide acétique : si le chromogène existe, l'urine portée à l'ébullition prend une belle coloration verte.

Enfin, lorsque l'urine, trop colorée par les pigments biliaires, empêche de bien voir la teinte du bleu, il y a intérêt, comme le conseillent MM. Chauffard et Cavasse, à déféquer l'urine avec du sous-acétate de plomb, qui ne précipite qu'un peu de bleu.

CHAPITRE III

REVUE DES RÉSULTATS OBTENUS PAR L'APPLICATION DU BLEU DE MÉTHYLÈNE A LA RECHERCHE DE L'INSUFFISANCE HÉPATIQUE. — OBSERVATIONS.

a) MM. Chauffard et Castaigne présentent, le 22 avril 1898, à la Société médicale des hôpitaux de Paris, un groupe de dix faits, dans lesquels une lésion hépatique manifeste existait, soit de par les symptômes cliniques, soit d'après les résultats de l'autopsie.

Chez tous ces malades l'épreuve par le bleu a donné le même résultat : élimination intermittente.

Nous relevons parmi ces 10 observations un fait, dont l'importance, déjà signalée par M. Chauffard lui-même, nous fournira l'occasion d'y revenir plus loin. Il s'agit d'un cas de kyste hydatique du foie ; le diagnostic en fut fait par le seul signe d'élimination intermittente du bleu, les autres épreuves ayant été négatives.

b) Ces mêmes observations, enrichies de treize autres, étaient publiées, en 1899, dans le *Journal de Physiologie et de Pathologie générale.*

En voici l'analyse :

A. — 4 faits d'élimination intermittente du bleu avec glycosurie alimentaire positive et urobilinurie.

B. — 4 faits d'élimination intermittente du bleu avec glycosurie alimentaire positive, mais sans urobilinurie.

C. — 4 faits d'élimination intermittente du bleu avec urobilinurie, mais sans glycosurie alimentaire.

D. — 3 cas d'élimination intermittente sans glycosurie ni urobilinurie.

E. — 8 cas d'élimination continue cyclique, dont 7 sans glycosurie alimentaire, 1 sans urobilinurie.

Ce qui fait pour le bleu 15 cas d'élimination intermittente pour 23 observés.

c) La plupart de ces observations figurent dans la thèse de M. Castaigne, parue tout récemment (Paris, juillet 1900) à côté de faits nouveaux.

Nous avons cru intéressant de résumer ces observations et d'en schématiser les résultats :

Obs. I. — *Pneumonie droite avec ictère.* Glycosurie alimentaire non recherchée à cause de l'état du malade. Élimination intermittente du bleu.

Obs. II. — *Phtisie pulmonaire avec gros foie chez un éthylique.* Urobilinurie et glycosurie alimentaire positives ; deux intermittences pour le bleu.

Obs. III. — *Pneumonie droite.* Urobilinurie et glycosurie alimentaire positives ; deux intermittences pour le bleu.

Obs. IV. — *Diagnostic hésitant entre cirrhose et péritonite tuberculeuse.* Urobilinurie et glycosurie alimentaire positives ; 3 intermittences pour le bleu.

Obs. V. — *Cirrhose atrophique.* Glycosurie alimentaire, urobilinurie et hypoazoturie positives ; 4 intermittences pour le bleu.

Obs. VI. — *Kyste hydatique du foie.* — Glycosurie alimentaire et urobilinurie négatives ; 2 intermittences pour le bleu.

Obs. VII. — *Ictère avec gros foie déformé.* A un premier examen : glycosurie alimentaire positive, intermittence pour le bleu ; à un deuxième examen : glycosurie alimentaire négative et élimination polycyclique du bleu.

Obs. VIII. — *Ictère lithiasique.* — Glycosurie alimentaire positive et 3 intermittences pour le bleu.

Obs. IX. — *Ictère catarrhal prolongé.* Glycosurie alimentaire positive ; élimination intermittente du bleu.

Obs. X. — *Ictère lithiasique.* Glycosurie alimentaire positive ; le bleu donne une intermittence.

Obs. XI. — *Ictère grave.* A un premier examen : Glycosurie alimentaire positive ; 4 intermittences pour le bleu. A un deuxième examen, pratiqué après la crise polyurique et azoturique, la glycosurie alimentaire devient négative, mais le bleu présente encore trois intermittences au cours de son élimination.

Enfin une troisième épreuve donne des résultats négatifs ; cette dernière a été pratiquée en pleine période de guérison.

Obs. XII. — *Cirrhose cardiaque.* Tout négatif.

Obs. XIII. — *Ictère catarrhal :*
1re *épreuve.* — Glycosurie positive, urobilinurie négative et deux intermittences pour le bleu.

2° *épreuve* (en pleine convalescence). — Glycosurie alimentaire négative ; bleu : deux intermittences tardives.

Obs. XIV. — *Ictère catarrhal bénin*. Au début, glycosurie alimentaire positive et intermittences du bleu ; après la crise, toutes les épreuves deviennent négatives.

Obs. XV. — *Angeiocholite*. Urobilinurie et hypoazoturie négatives, glycosurie alimentaire positive, élimination intermittente du bleu.

Obs. XVI. — *Foie cardiaque*. Mêmes signes que dans observation précédente.

Obs. XVII. — *Foie cardiaque*. Urobilinurie et hypoazoturie positives, glycosurie alimentaire négative ; bleu présente intermittences dans son élimination. 15 jours après, foie cesse d'être douloureux et signes précédents deviennent tous négatifs.

Obs. XVIII. — *Cirrhose atrophique*. Urobilinurie positive ; glycosurie alimentaire négative ; hypoazoturie négative. Bleu = 2 intermittences.

Obs. XIX. — *Ictère catarrhal bénin*. Glycosurie alimentaire ; urobilinurie et hypoazoturie négatives ; l'élimination du bleu présente 3 intermittences tardives.

Obs. XX. — *Foie cardiaque*. Urobilinurie positive ; glycosurie alimentaire et hypoazoturie négatives ; 2 intermittences tardives pour le bleu ; 8 jours après, le foie cesse d'être douloureux ; l'élimination devient cyclique et continue.

Obs. XXI. — *Ictère catarrhal bénin*. L'épreuve seule du bleu est positive ; 2 intermittences tardives.

Obs. XXII. — *Cirrhose hypertrophique alcoolique.* Épreuve du bleu encore seule positive.

Obs. XXIII. — *Lithiase biliaire.* Mêmes résultats.

Obs. XXIV. — *Ictère catarrhal bénin.* Tout négatif.

Obs. XXV. — *Kyste hydatique du foie.* Tout négatif.

Obs. XXVI. — *Gros foie douloureux.* Signes négatifs qui firent conclure en faveur d'une lymphadénie.

Obs. XXVII. — *Accidents d'auto-intoxication.* Glycosurie alimentaire seule positive.

Obs. XXVIII. — *Cancer primitif du foie.* Signes négatifs.

On peut grouper de la façon suivante les résultats fournis par ces 28 observations :

a). — 5 faits d'élimination intermittente du bleu avec glycosurie alimentaire positive et urobilinurie.

b). — 3 faits d'élimination polycyclique du bleu avec glycosurie alimentaire positive, mais sans urobilinurie.

c). — 8 faits d'élimination intermittente du bleu avec glycosurie alimentaire positive, mais sans urobilinurie.

d). — 5 faits d'élimination intermittente du bleu sans glycosurie alimentaire ni urobilinurie.

e). — 2 faits d'élimination intermittente du bleu avec urobilinurie sans glycosurie alimentaire.

f). — 5 cas d'élimination cyclique continue du bleu, dont un avec glycosurie sans urobilinurie.

Soit un total de 23 cas d'élimination intermittente ou polycyclique du bleu dans 28 observations.

d). MM. Reynaud et Olmer publient dans le *Marseille médical* (Octobre-Novembre 1899) « une étude clinique de l'épreuve du bleu de méthylène », avec 343 observations inédites ; ainsi qu'une « revue critique des résultats de l'épreuve de la Glycosurie alimentaire dans 291 cas cliniques ».

Le mode d'élimination du bleu de méthylène a été étudié chez 17 sujets, dont le foie était manifestement atteint.

Ces 17 observations peuvent se résumer ainsi :

A. — 6 cas où l'élimination du bleu se fait suivant le type polycyclique.

B. — 2 cas où elle est intermittente ; intermittence très caractéristique dans un cas de cancer secondaire à une dégénérescence carcinomateuse de l'estomac.

C. — 3 cas avec glycosurie alimentaire positive.

D. — 6 cas avec glycosurie alimentaire négative.

Ici encore nous relevons une observation de kyste hydatique du foie pour le diagnostic duquel l'épreuve du bleu seule fut positive.

La recherche de la glycosurie alimentaire fut faite par les mêmes expérimentateurs, concurremment à l'épreuve du bleu sur 30 hépatiques.

Résultats fournis par ces 30 observations :

PREMIER GROUPE. — *Lésions manifestes de la cellule hépatique.*

11 cas : La glycosurie alimentaire a été polycyclique ou intermittente 6 fois, continue 5 fois.

DEUXIÈME GROUPE. — *Aucune lésion de la cellule hépatique*, appréciable par les divers autres procédés d'investigation clinique (pas d'urobilinurie, pas d'hypoazoturie).

11 cas : Glycosurie alimentaire toujours négative ; épreuve du bleu, 3 fois positive.

TROISIÈME GROUPE. — *Lésions hépatiques manifestes.*

8 cas : Glycosurie alimentaire toujours négative ; épreuve du bleu, 3 fois positive.

Les divergences qui ressortent de ces résultats comparatifs semblent infirmer la valeur de l'épreuve du bleu de méthylène ; remarquons cependant que ce procédé d'investigation est dans certains cas plus fidèle que la glycosurie alimentaire, car l'injection échappe à la plupart des causes qui peuvent entraver le passage du sucre dans l'urine.

e). Insuffisance hépatique chez le nourrisson. — Les lésions du foie sont des plus fréquentes au cours des gastro-entérites des nourrissons. C'est ce que nous ont démontré les récentes recherches de Lesné et Mercklen (*Revue mensuelle des maladies de l'enfance*, février et mars 1901).

Voici quels ont été les résultats de l'examen urologique entrepris par ces auteurs :

Pigments biliaires normaux. — Exceptionnels dans les urines des gastro-entérites.

Sur 49 cas, deux fois seulement les urines présentaient la réaction de Gmelin.

Urobilinurie. — Sur 47 cas, toujours négative.

Indicanurie. — 46 nourrissons, 33 cas d'indicanurie.

Glycosurie alimentaire. — Dans les formes aiguës de gastro-entérite on n'a pas noté de glycosurie avec les doses de 4 gr. 29, 4 gr. 63, 4 gr. 70, 5 gr. 51, 5 gr. 61 par kilogramme.

Terrien croit que la glycosurie alimentaire est liée à l'intensité de la diarrhée et de l'amaigrissement, conditions qui répondent plutôt à la variété prolongée et traînante des gastro-entérites.

Ils arrivent à conclure que l'insuffisance hépatique, déterminée par l'épreuve de la glycosurie alimentaire se montre, de préférence, dans les formes chroniques, rarement dans les infections aiguës.

BLEU DE MÉTHYLÈNE

Le bleu de méthylène avait été peu employé en pathologie infantile avant les recherches de Lesné et Merklen. Ces derniers ont tout d'abord essayé le bleu par la voie buccale. Sur 22 enfants, dont 14 atteints d'infection intestinale aiguë, 8 d'infection prolongée, ils n'ont jamais obtenu d'élimination intermittente ou polycyclique.

L'injection sous-cutanée, à la dose de 0 gr. 02 centig. leur a permis de constater des intermittences très nettes.

Chez des enfants de moins de six mois, deux gastro-entérites subaiguës ont fourni une intermittence ; onze formes prolongées en ont fourni quatre.

De même que chez l'adulte, le syndrome urinaire de l'insuffisance hépatique se complète chez le nourrisson par l'hypoazoturie et l'hypertoxicité urinaire souvent constatées chez eux.

OBSERVATIONS INÉDITES

OBSERVATION PREMIÈRE
(Personnelle)
Service de M. le Professeur Mairet, Doyen de la Faculté de Médecine

Ma..., 37 ans, en traitement à l'asile d'aliénés de Montpellier pour «aliénation mentale psycho-sensorielle, à direction de délire des persécutions et de grandeur, reposant sur un fond maniaque ».

Le malade a des antécédents héréditaires chargés, mais la plupart d'ordre nerveux ;

Père a eu des attaques qui l'ont laissé paralysé ;

Mère morte jeune à la suite de la rougeole ;

Une tante née sourde-muette et idiote ;

Cousins germains du malade tous épileptiques, idiots ou aliénés.

Antécédents pathologiques. — Ce malade n'est pas un alcoolique ; il aurait toujours mené une vie régulière et laborieuse, très estimé de tous.

Pas de syphilis probable.

Pas de fièvres d'accès.

Son état général, cependant, a toujours été mauvais,

surtout du côté du foie et du tube digestif. Teinte subictérique constante, langue sale, digestions pénibles, vomissements fréquents.

Il a été envoyé à Lamalou pour gastrite chronique et hypertrophie du foie.

État somatique du malade :

A) ***Système nerveux***
- *Troubles sensoriels*
  - Pupilles égales se contractant à l'accommodation ; un peu paresseuses à la lumière.
  - Léger degré de strabisme convergent et ptosis surtout à gauche.
- *Troubles sensitifs*
  - Insignifiants.
- *Troubles moteurs*
  - Force musculaire prononcée.
  - Tremblements rapides et de petite amplitude.
  - Rien à la démarche.
  - Réflexes normaux.

B). *Appareil circulatoire* — Cœur rapide, pouls rapide et petit.

C). *Appareil respiratoire*. — Aucune lésion.

D). *Appareil urinaire*. — Pas d'albumine, pas de sucre ; urée à peu près normale : 17 gr. 1 par 24 heures. Pas de phosphates, pas d'urates, quantité normale d'acide urique. Présence de pigments biliaires normaux en faibles proportions. Urobilinurie légère.

E). *Tube digestif*. — Le malade a perdu l'appétit, il digère mal ; il est souvent constipé ; langue sale et vomissements fréquents.

F). *État du foie*. — Le foie est considérablement hypertrophié ; son bord inférieur dépasse le rebord des fausses côtes ; il est douloureux à la pression.

Nous faisons chez ce malade la recherche de l'insuffisance hépatique. — L'analyse des urines nous avait déjà renseigné sur les fonctions uropoiétiques de son foie, à peu près normales. — Urobilinurie légère.

Epreuve de la glycosurie alimentaire. — Trois fois recherchée, trois fois négative.

Epreuve du bleu de méthylène. — Injection profonde à la fesse de 0,05 centigr. de bleu. — L'élimination du bleu commence une demi-heure après.

Nous notons trois intermittences très nettes :

La première entre la 7e et la 10e heure.
La deuxième entre la 13e et la 17e heure.
La troisième entre la 25e et la 30e heure.

L'élimination reprend ensuite et va en diminuant pour disparaître complètement vers la 60e heure.

En somme : Urobilinurie, légèrement positive
Hypoazoturie, plutôt négative
Glycosurie alimentaire négative
Epreuve du bleu, franchement positive

c'est-à-dire tracé correspondant à une petite insuffisance hépatique.

OBSERVATION II

(Personnelle)

Recueillie dans le service de M. le professeur Carrieu

Hépatite chronique

G. P..., âgé de 50 ans, entre à l'hôpital le 1er juillet 1901.

Antécédents héréditaires. — Rien de particulier.

Antécédents pathologiques. — Le malade est un éthylique.

Début. — Il y a environ un mois, il s'est mis à tousser et à cracher; depuis quelques jours il éprouve une douleur assez vive au creux épigastrique.

État somatique du malade :

A). *Appareil respiratoire.* — Submatité au sommet gauche avec quelques craquements à l'auscultation.

B). *Appareil circulatoire.* — Rien d'anormal.

C). *Appareil urinaire.* — Légères traces d'albumine ; urobilinurie. — Dosage de l'urée : 11 grammes en 24 heures ; pas de sucre ; pas de pigments biliaires normaux.

D). *Tube digestif.* — Appétit conservé, langue bonne, digestions assez faciles, quoique le malade soit sujet à la constipation.

E). *Foie.* — Considérablement atrophié. — Teinte subictérique.

Recherche de l'insuffisance hépatique :

> Urobilinurie positive.
> Hypoazoturie positive.
> *Glycosurie alimentaire* négative.

Épreuve du bleu de méthylène : Injection profonde de 0,05 centigr. de bleu à la fesse. — L'élimination commence une heure après, se continue d'une façon régulière jusqu'à la 21ᵉ heure ; intermittence très marquée à ce moment pendant 4 heures ; l'élimination reprend à la 25ᵉ heure, s'arrête de nouveau à la 28ᵉ heure pendant 3 heures pour reprendre ensuite et se terminer vers la 48ᵉ heure.

Observation III

(Personnelle)

Service de M. le professeur Carrieu

Cirrhose atrophique d'origine éthylique

Ar... Syl.., âgé de 51 ans, entre à l'hôpital, le 24 mars 1899, porteur d'une cirrhose atrophique alcoolique.

2 avril. — Hématuries.

4. — Hématuries et hématémèses légères.

29 juin. - La surabondance du liquide péritonéal oblige à pratiquer une ponction.

12 août. — Nouvelle ponction. On retire environ 14 litres de liquide.

20. — Le malade est pris de vomissements ; il ne supporte même plus le régime lacté.

22 novembre. — Nouvelle ponction. On retire 12 litres de liquide. Abondantes épistaxis.

30 janvier. — Le malade fait de l'otite ; il se décide à quitter l'hôpital.

Il rentre de nouveau le 15 mars 1901. Depuis sa dernière ponction, remontant à 4 mois, il n'y a presque plus de liquide dans son péritoine.

Foie. — La matité commence à 3 travers de doigt du mamelon droit et disparaît avant les fausses côtes. Il n'est pas douloureux à la pression.

Très peu de circulation complémentaire ; le malade se plaint néanmoins de palpitations et d'essoufflement.

Examen du cœur. — La matité dépasse un peu le bord droit du sternum ; la pointe du cœur n'est pas abaissée.

Signes d'insuffisance mitrale et tricuspide. Le malade fait de la myocardite éthylique comme il a fait de la cirrhose.

18 mai. — Présence d'albumine et d'un peu de sang dans les urines.

Le malade est très essoufflé.

21 juin. — On est obligé de faire une nouvelle ponction : on retire 8 litres et demi de liquide. Pendant son séjour à l'hôpital, le malade a subi un total de 26 ponctions.

Recherche de l'insuffisance hépatique

Urobilinurie positive.

Hypoazoturie positive.

Épreuve de la glycosurie alimentaire : positive.

Épreuve du bleu de méthylène : injection de 0,05 centigrammes suivant la méthode.

Élimination retardée ; ne commence que 3 heures après l'injection.

Première intermittence entre la 11e et la 14e heure.

Rythme polycyclique ensuite.

Deuxième intermittence entre la 36e et la 42e heure.

Élimination prolongée, se faisant encore au-delà de la 70e heure avec des variations de teintes assez nettes.

OBSERVATION IV

(Personnelle)

Service de M. le professeur Carrieu

(Kyste hydatique du foie)

Rob. M..., âgée de 43 ans, entre à l'hôpital le 27 juin 1901.

Début. — Il y a environ 3 ans, après une fièvre muqueuse, la malade ressentit un violent point de côté à droite et en arrière dans la région du foie, et venant vers le creux épigastrique ; la douleur s'irradie dans l'épaule droite et au poignet droit

Peu de temps après elle crachait comme des « peaux blanches ou jaunes » souvent teintées de sang.

Examen thoracique. a) *En avant et à droite.* — Sonorité plutôt exagérée au sommet ; submatité à partir du 3e espace ; matité complète et douloureuse à partir du 4e espace ; les vibrations à ce niveau sont exagérées. Le foie déborde de deux travers de doigt les fausses côtes.

Auscultation. — Respiration rude et un peu soufflante avec quelques craquements ou frottements au sommet droit ; obscurité à la base avec frottements.

b) *En arrière.* — Voussure à droite ; matité à partir de l'épine de l'omoplate avec douleur au niveau de la 9e côte.

Auscultation. — Respiration rude, bruyante, avec quelques craquements au sommet. Retentissement profond de la toux à la base. Voix nasonnée au niveau du 9e espace. Souffle lointain à la toux.

A ce moment, on hésite entre le diagnostic de bacillose, d'abcès Eberthien et de kyste hydatique à foyer ouvert dans la plèvre et les bronches.

Le 2 juillet, l'examen microscopique des crachats décèle la présence de membranes d'hydatide.

De notre côté nous procédons à la recherche de l'insuffisance hépatique. En voici les résultats :

Examen des urines. — Urobilinurie. Hypoazoturie. Traces d'albumine. Pas de sucre.

Epreuve de la glycosurie alimentaire. — Très légèrement positive; une très petite quantité de sucre passe dans les urines à la deuxième émission.

Bleu de méthylène. — Injection à la fesse de 0,05 centigrammes. Pas de retard dans l'élimination.

1re intermittence entre la 12e et la 15e heure.

2e intermittence entre la 23e et la 27e heure.

Rythme polycyclique ensuite. L'élimination s'arrête vers la 48e heure.

CHAPITRE IV

ÉTUDE CRITIQUE DES PRINCIPALES MÉTHODES APPLIQUÉES AU DIAGNOSTIC DE L'INSUFFISANCE HÉPATIQUE

I. — VALEUR SÉMIOLOGIQUE DE L'ÉPREUVE DE LA GLYCOSURIE ALIMENTAIRE

Dans les maladies du foie, les diverses statistiques relatives à la glycosurie alimentaire arrivent à des conclusions variables.

A). *Statistiques favorables.* — Roger a eu 6 cas positifs sur 10 expériences.
Surmont, 10 sur 15.
Bierens de Haan, 18 sur 29.
Reynaud et Olmer, 11 sur 30.
Baylac, 3 sur 4.
Maury, 16 sur 53, etc., etc.

B). *Statistiques défavorables.* — Valmont a insisté sur certains cas de cirrhose où la glycosurie a été négative, malgré les lésions aussi profondes que possible, constatées à l'autopsie.

Merhing n'a trouvé l'épreuve positive que 2 fois sur 9 hépatiques.

Frerichs, 2 fois seulement sur 19.

Bloch, Colosanti et Strumpell, exceptionnellement.

MM. Linossier et Roques ont étudié la glycosurie alimentaire chez les sujets sains, et ils ont conclu que cette épreuve pouvait être positive chez des sujets bien portants, soit à l'état permanent, soit à l'état transitoire. Ils arrivent à une moyenne de 16 % de sujets sains, susceptibles de donner lieu à la glycosurie alimentaire positive. Aussi ces auteurs n'accordent-ils qu'une valeur relative à ce signe de l'insuffisance hépatique.

C) *Causes d'erreur.* — On reconnaît presque unanimement aujourd'hui, que si l'épreuve de la glycosurie alimentaire, en elle-même, n'est passible d'aucun reproche, il peut exister, à côté, une foule d'écueils, capables d'en fausser la méthode.

Les principales causes d'erreur sont :

1° *Influence du système nerveux.* — Le système nerveux exerce une grande influence sur la glande hépatique. Les affections médullaires, les affections cérébrales diffuses, les névroses, et, parmi celles-ci, la maladie de Basedow en particulier, donnent lieu quelquefois à la glycosurie alimentaire.

2° *État défectueux de l'absorption gastro-intestinale.* — Si l'absorption est lente, le sucre, étant éminemment altérable sous l'influence des fermentations, peut être détruit par les microorganismes et les ferments du tube digestif.

3° *Diminution de la perméabilité rénale.* — Le sucre

que le foie malade aura laissé passer, sera parfois
brûlé par les tissus avant d'avoir pu franchir les reins im-
perméables.

Il est vrai qu'avant de commencer l'épreuve, on pourrait
s'assurer de l'état d'absorption gastro-intestinale ainsi que
du degré de perméabilité rénale.

On a conseillé pour le rein, l'ingestion du bleu et pour
l'examen de l'absorption gastro-intestinale, l'ingestion
d'une substance quelconque s'éliminant par les urines.
Les caractères d'élimination de chacune de ces substances
permettent d'être fixé sur l'état fonctionnel des voies
digestives et rénales.

Il est préférable, dans ce cas, de débuter par le bleu ;
car, s'il passe dans les urines, dans les délais normaux,
cette épreuve aura démontré, du même coup, l'intégrité
de l'absorption et celle de l'élimination.

4° *Pouvoir de fixation et d'utilisation du sucre.* — Le
dosage du pouvoir glycolytique du sang peut être obtenu
grâce à un procédé d'analyse assez simple. Cependant
les résultats qu'il fournit n'ont pas une valeur absolue,
puisque le sucre du sang n'est pas exactement évalué.

De plus, le pouvoir glycolytique du sang, mesuré par
le procédé en question, n'est pas le terme qu'il importe-
rait, en réalité, de connaître : c'est l'aptitude des tissus
à fixer le sucre, c'est-à-dire le pouvoir glycolytique des
tissus qu'il faudrait pouvoir apprécier.

5° *Variations des doses de sucre nécessaires à la produc-
tion de la glycosurie alimentaire.* — a) *Chez un sujet sain.*
250 gr. de sucre environ sont nécessaires pour obtenir un
résultat.

b) *Sujet présentant des troubles hépatiques avec intégrité de l'absorption et de l'élimination 150 gr. suffisent généralement.

c) *Troubles de l'absorption gastro-intestinale sans lésions hépatiques.* Le minimum d'ingestion nécessaire est ici d'environ 350 gr.

d) *Troubles gastro-intestinaux avec lésions hépatiques.* Nécessité d'administrer encore de fortes doses de sirop de sucre : 250 gr., 300 gr. et même au-dessus.

Donc, dans tous les cas où l'absorption gastro-intestinale se fait mal, si un résultat positif de l'épreuve conserve toute sa valeur, par contre un résultat négatif n'en a aucune et ne permet pas de conclure à l'intégrité de la cellule hépatique.

e) *Influence de la perméabilité rénale.* Dans les cas où le foie est sain et où la muqueuse gastro-intestinale absorbe normalement, si le filtre rénal est altéré, il faut pour produire la glycosurie alimentaire 350 à 400 gr. au lieu de 200 à 250 gr. comme chez les sujets normaux.

Sujets dont les reins et le foie sont lésés. 250 à 300 gr. de sucre sont nécessaires.

f) *Troubles combinés de l'absorption et de l'élimination rénale.* 350 à 450 gr. et même au-delà.

Nous ne voudrions pas anticiper sur nos conclusions ; mais, déjà, nous pouvons nous autoriser à dire que l'épreuve de la glycosurie alimentaire n'est qu'un procédé d'exploration indirecte des fonctions hépatiques ; car ces fonctions ne sont pas les seules qu'elle mette en jeu.

II. — Valeur sémiologique de l'épreuve du bleu de méthylène

A). *Objections faites à la méthode.* — Deux objections ont été faites à l'emploi des injections de bleu ; certains auteurs ont prétendu que l'on pouvait, par cette méthode, provoquer des accidents.

Nous ne ferons que signaler, en passant, le cas cité par Rendu, qui observa des complications nerveuses graves, terminées par la mort ; il s'agit là, certainement, d'une simple coïncidence.

Quant aux accidents locaux, nous avons vu, en exposant la technique de la méthode, combien il était facile de les éviter si l'on avait soin de faire une injection aseptique.

Le second reproche qui a été fait à l'emploi des injections de bleu de méthylène consiste à dire que les différences obtenues proviennent d'une différence dans l'absorption sous-cutanée. On a parlé d'un coefficient d'absorption qui existerait pour la voie sous-cutanée, comme pour la voie intestinale.

On a dit que, quand le liquide pénètre dans un espace intermusculaire, il doit être absorbé différemment que lorsqu'il pénètre dans une masse musculaire, qu'un obèse doit se comporter autrement qu'un individu maigre, un malade à nutrition ralentie autrement qu'un individu sain et actif.

Certains auteurs, dont MM. Achard Castaigne et Léon Imbert, prévoyant en quelque sorte ces objections, démontrèrent, au cours de leurs recherches sur la perméabilité rénale, que le mode d'élimination du bleu n'est pas subordonné au coefficient d'absorption de l'individu, mais bien à l'état des reins. Les conditions générales ne doivent pas changer pour l'élimination du bleu dans l'insuffisance hépatique.

Nous relevons, du reste, dans la *Presse Médicale* de juillet 1898, une note de M. Dufour, relative à l'élimination du bleu de méthylène.

M. Dufour rapporte le cas d'un malade atteint de périodes alternatives de dépression et d'excitation, chez lequel on pouvait constater des différences considérables dans l'élimination des produits solubles de l'urine.

On constatait l'augmentation de la plupart des éléments au cours des périodes d'excitation, la diminution, au contraire, dans les périodes de dépression.

Par contre, l'élimination du bleu de méthylène se faisait d'une façon constante et progressive. Il n'y a donc aucune comparaison à établir entre l'élimination du bleu de méthylène et celle des autres produits solides de l'urine. Le bleu semble avoir un coefficient d'élimination qui lui est propre.

Quoique ne rejetant pas catégoriquement les objections précédentes, eu égard à la variabilité possible du coefficient d'absorption pour le bleu, l'observation de M. Dufour et les recherches de MM. Achard, Léon Imbert et Castaigne nous autorisent à ne leur accorder qu'une valeur assez relative.

B). *Bleu de méthylène comme élément de diagnostic.* — Nous savons déjà que le rythme spécial d'élimination du bleu de méthylène fournit un excellent moyen de diag-

nostic en faveur de l'insuffisance hépatique. Il paraît
même avoir une valeur supérieure aux autres signes révé-
lateurs de cette insuffisance.

Nous avons signalé dans notre travail trois cas de kys-
tes hydatiques du foie. Chaque fois, le diagnostic en fut
fait par l'épreuve du bleu, les autres épreuves ayant donné
des résultats négatifs. Quand la première de ces observations fut présentée à la Société médicale des hôpitaux,
quelques-uns émirent l'opinion qu'à côté de la lésion
propre du kyste hydatique, l'intégrité de la cellule hépatique devait avoir été atteinte par un processus étranger
au kyste lui-même. Cette objection tombe d'elle-même
en présence d'observations nouvelles.

Hirz a noté cette élimination intermittente du bleu de
méthylène chez un malade alcoolique, qui, par conséquent,
pouvait avoir une lésion hépatique.

Sur le déclin des affections légères du foie, alors que
la crise polyurique et azoturique s'est produite, et que
la sémiologie physique semble annoncer une guérison
réelle, cette guérison peut n'être encore qu'*apparente*.

La sémiologie chimique, plus instructive et plus péné-
trante que la première, est seule capable de renseigner
alors sur l'état fonctionnel exact de la glande hépatique.
Nous avons fait cette remarque à propos de la plupart des
ictères infectieux bénins, dont les observations ont été
rapportées. La période de résolution arrivée, tout semble
terminé : plus d'urobiline en excès dans les urines, ou
de pigments biliaires normaux ; l'urée revenue à son taux
normal, l'épreuve de la glycosurie alimentaire elle-même
négative, et cependant, le bleu s'élimine encore quelquefois, soit d'une façon intermittente, soit d'une façon
polycyclique.

C'est donc grâce au bleu de méthylène, que nous pourrons surprendre pour ainsi dire une lésion hépatique à son éclosion, la suivre à travers son évolution jusqu'à la guérison *réelle,* souvent éloignée de la guérison *apparente.*

C). *Bleu de méthylène élément de pronostic.* — M. Chauffard écrivait en octobre 1890 : « En matière d'affec-
» tions hépatiques, le diagnostic s'obtient surtout par la
» sémiologie physique et le pronostic par la sémiologie
» chimique. C'est également celle-ci qui indique le moment
» de la guérison réelle ».

Comment les intermittences d'élimination du bleu deviennent-elles un élément de pronostic ? Il résulte des faits d'observation, que ces intermittences sont d'autant plus précoces et plus nombreuses pour un cas donné, que le fonctionnement de la cellule hépatique est plus gravement compromis.

Ainsi :

1° Dans un cas d'*ictère grave,* on note quatre intermittences dont la première existe dès la troisième heure.

2° Dans un cas de *cirrhose tuberculeuse* à évolution rapide, on note trois intermittences dont la première existe dès la quatrième heure.

3° Dans un cas de *cirrhose atrophique* on note quatre intermittences dont la première se montre dès la quatrième heure.

4° Dans un cas de *cirrhose cardiaque* avec symphyse du péricarde, on note trois intermittences dont la première se montre dès la quatrième heure.

Dans tous ces cas, existaient en même temps de la glycosurie alimentaire et de l'urobilinurie.

En résumé, nous nous croyons autorisé à conclure

que le bleu de méthylène, dans la recherche de l'insuffisance hépatique, constitue le meilleur moyen de diagnostic d'abord et de pronostic ensuite.

III. — Valeur sémiologique de l'hypoazoturie

Pour que le signe de l'hypoazoturie prenne sa vérita-
ble valeur, il faut qu'un certain nombre de conditions se
trouvent réalisées. Il faut d'abord que le rein soit sain; il
faut ensuite que la quantité des matériaux azotés desti-
nés à être transformés en urée par le foie reste normale
et soit égale dans tous les cas ; or, elle est au contraire
très variable d'un cas à l'autre.

Ces matériaux proviennent, en effet, de deux sources :
l'alimentation, la désassimilation des tissus. Par suite,
si un malade mange peu, ou digère et absorbe mal ce
qu'il mange, si les phénomènes de désassimilation sont
ralentis chez lui, l'urée diminuera sans que le foie y soit
pour rien.

Il importe aussi de connaître les deux éventualités
suivantes :

1° On peut, au cours d'affections hépatiques graves, ne
constater ni diminution de l'urée, ni augmentation
compensatrice de l'ammoniaque. Dans un cas de cirrhose,
Morner a trouvé 38 grammes d'urée avec 2 grammes 4
d'ammoniaque ; dans un autre cas, Von Noorden a cons-
taté 34 grammes d'urée et 1 gramme 8 d'ammoniaque ;
pourtant l'autopsie, faite trois semaines après, montre
un foie très rétracté.

Dans un cas d'atrophie jaune aiguë, Rosenheim a trouvé 81 p. 100 de l'azote sous forme d'urée et 4, 7 p. 100 sous forme d'ammoniaque. Ces résultats inattendus s'expliquent, sans doute, tantôt par ce fait que l'examen de l'urine a été pratiqué à une période trop rapprochée du début de l'affection, alors que le foie était encore à peu près suffisant, tantôt par une exagération compensatrice du fonctionnement des autres organes et tissus chargés de former l'urée.

2° Réciproquement, la diminution de l'urée et l'augmentation de l'ammoniaque ne dépendent pas nécessairement de l'insuffisance hépatique. Elles s'observent dans l'inanition, les fièvres, le cancer, certains états dyspnéiques, le diabète immédiatement avant ou pendant le coma et même, comme l'enseigne M. le professeur Tédenat, au cours de certaines annexites douloureuses.

En raison de toutes ces considérations, nous concluerons que l'hypoazoturie pour prendre toute sa valeur dans le diagnostic de l'insuffisance hépatique a besoin d'être associée à d'autres signes.

IV. — Valeur sémiologique de l'urobilinurie

L'urobilinurie s'observe dans un grand nombre de maladies infectieuses aiguës, surtout dans la pneumonie, la fièvre intermittente et le rhumatisme articulaire aigu. On la rencontre aussi pendant l'accès de goutte, dans la chlorose, la leucémie et l'anémie pernicieuse. Mêmes conclusions que pour l'hypoazoturie.

Pour que l'urobilinurie ait une valeur réelle au point de vue du diagnostic de l'insuffisance hépatique, il faut qu'elle apparaisse au cours d'une affection du foie bien caractérisée, ou qu'elle se montre associée à quelques-uns des autres signes de cette insuffisance.